BAIXO ÍNDICE GLICÊMICO

Resumo :

Apresentação do autor

Descrição dos benefícios de uma dieta com baixo índice glicêmico

Suplentes

Leites vegetais

Farinhas

Frutas secas

As receitas:
- Sopa de abóbora, lentilha coral e limão
- Panquecas de cereais e sementes
- Armazenamento de Bolos
- Panquecas De Cereais Com Aveia Okara
- Caril de lentilha e cenoura
- Gratinado de berinjela
- Endívias com Presunto de Frango
- Caçarola de pão integral
- Pão ou caçarola de espelta sufocada
- Muffins
- Bolo Tigela
- Smoothie com frutas vermelhas e leite de coco
- Smoothie de frutas vermelhas e iogurte
- Smoothie cítrico de coco
- Biscoitos de aveia Okara
- Pudim de coco
- Torta de maçã

Ideia de refeição completa com espinafre cremoso,
brócolis e presunto

Menus por uma semana

o Autor: Ig Bas

Sou Ig Bas, um autor apaixonado e verdadeiro embaixador da saúde e do bem-estar. No início de 2024, após análises médicas que revelaram um nível de açúcar no sangue de 1,14, apenas no limite normal, decidi cuidar da sua saúde. Este ponto de viragem marcou o início de um novo capítulo na minha vida, destacando a importância de uma alimentação equilibrada e da atividade física regular.

Determinado a melhorar meu bem-estar, fiz uma mudança radical em meu estilo de vida. Ao adotar uma dieta de baixo índice glicémico e integrar atividade física variada vários dias por semana, incluindo caminhadas diárias, fitness com aplicação dedicada e até nadar na piscina e no mar, não só perdi muito peso, como também descobri vitalidade e energia excepcionais. Cortar completamente o açúcar foi um passo fundamental neste processo, permitindo-me sentir-me melhor no corpo e na mente.

Com essa experiência pessoal transformadora, decidi compartilhar minha jornada e minhas receitas saudáveis com o mundo. Através do meu livro, ofereço receitas deliciosas e acessíveis, pensadas para quem quer

melhorar a saúde enquanto se diverte. A minha
abordagem autêntica e viva visa inspirar e encorajar
outras pessoas a fazerem escolhas alimentares benéficas
e a adotarem um estilo de vida ativo.

Dedico este livro a pessoas de todas as idades que
desejam se cuidar e cuidar da saúde. Todo mundo
merece descobrir o prazer de se alimentar de forma
saudável e ao mesmo tempo se sentir bem com o corpo.

Em suma, não sou apenas um autor, mas um guia para
uma vida saudável, provando que mudanças simples
podem ter um impacto significativo na saúde e no
bem-estar.

Também quero ressaltar que haverá outras receitas em
meus livros futuros. Fique ligado para descobrir novas
ideias culinárias e outras formas de se cuidar por meio de
uma alimentação saudável e saborosa.

Comer alimentos com baixo índice glicêmico pode ser benéfico mesmo se você não tiver diabetes. Aqui estão alguns motivos pelos quais isso pode ser uma boa ideia:

1. Controle de energia Alimentos com baixo IG liberam glicose lentamente no sangue, o que pode ajudar manter um nível de energia estável ao longo do dia.

2. Saciedade: Esses alimentos tendem a saciar mais, o que pode ajudar a reduzir os lanches e controlar melhor o apetite.

3. Saúde metabólica O consumo de alimentos com baixo IG pode promover uma melhor saúde metabólica e reduzir o risco de desenvolver doenças como obesidade ou doenças cardíacas.

4. Melhoria do humor: Alguns estudos sugerem que grandes flutuações no açúcar no sangue podem influenciar o humor. Uma dieta rica em alimentos com baixo IG pode ajudar a estabilizar o humor.

No entanto, é importante manter uma alimentação equilibrada e variada. Integrar os alimentos em Baixo IG em sua dieta pode ser uma boa escolha, mas certifique-se de incluir também outros grupos de alimentos para garantir todas as ingestões necessárias. Se você tiver preocupações específicas sobre sua dieta, pode ser útil consultar um profissional de saúde ou nutricionista.

Adicionar uma fonte de proteína como carne ou ovos ao seu cardápio pode ser benéfico por vários motivos:

1. Equilíbrio Nutricional A proteína desempenha muitas funções vitais no corpo, incluindo o desenvolvimento e reparação de tecidos, regulação de funções corporais e fornecimento de energia. Eles também são importantes para a sensação de saciedade.

2. Controle do IG Alimentos ricos em proteínas geralmente têm um IG baixo e podem ajudar a moderar o IG. resposta glicêmica quando combinado com carboidratos. Isso ocorre porque a proteína retarda o esvaziamento gástrico, o que pode ajudar a estabilizar os níveis de açúcar no sangue após uma refeição.

3. Variedade: Fontes variadas de proteínas (carne, peixe, ovos, laticínios, legumes, nozes e sementes) podem contribuir para a ingestão de diferentes tipos de aminoácidos e ajudar a prevenir a fadiga alimentar.

Não é necessário adicionar carne ou ovos a todas as refeições do ponto de vista nutricional, especialmente se a sua dieta geral atender a todas as suas necessidades de proteínas e nutrientes essenciais. Muitas pessoas, incluindo veganos e vegetarianos, mantêm uma dieta livre de produtos de origem animal.

No entanto, para pessoas que incluem produtos de origem animal em sua dieta, é uma maneira fácil de aumentar a ingestão de proteínas. Por exemplo, se você acha que sua refeição pode saciá-lo melhor com mais proteína, adicione um ovo ou uma porção de carne magra seria uma boa ideia.

Como parte de uma dieta de baixo índice glicêmico, aqui estão substitutos para ovos, açúcar e leite de vaca:

Substitutos de ovo:
1. Purê de Banana: 1/4 xícara de purê de banana para substituir um ovo. Isso fornece fibra e um sabor levemente adocicado.
2. Compota de maçã: 1/4 xícara de purê de maçã para substituir um ovo. Funciona bem em produtos assados.
3. Linhaça: Misture 1 colher de sopa de linhaça moída com 2,5 colheres de água e deixe descansar por 5 minutos para engrossar.
4. Iogurte natural: 1/4 de xícara pode substituir um ovo em receitas de bolo ou panqueca.

Substitutos do açúcar:
1. Stevia: Adoçante natural sem calorias que não aumenta o índice glicêmico.
2. Eritritol: Um álcool açucarado com pouquíssimas calorias e índice glicêmico próximo de zero.
3. Xilitol: Outro álcool de açúcar com índice glicêmico inferior ao do açúcar tradicional.

4. Purê de tâmaras: Pode ser usado como adoçante natural, use com moderação.

Substitutos do leite de vaca:
1. Leite de amêndoa sem açúcar: baixo teor calórico e sem lactose, ideal para smoothies ou café.
2. Leite de coco: Para uma consistência cremosa, perfeito em receitas salgadas ou doces.
3. Leite de soja: Boa fonte de proteína, escolha uma versão sem açúcar para evitar um índice glicêmico mais alto.
4. Leite de aveia: Consumir com moderação, pois pode ter um índice glicêmico mais elevado do que outros leites vegetais.

Aqui estão receitas simples para fazer leite caseiro de aveia, amêndoa e soja. Cada método requer apenas alguns ingredientes e um pouco de tempo.

Para preparar leites de baixo índice glicêmico, é importante focar em ingredientes que minimizem o impacto nos níveis de açúcar no sangue. Veja como adaptar receitas de leite.

Leite de aveia caseiro

Ingredientes:
- 1 xícara de aveia (não instantânea) ou 100 g
- 4 xícaras de água ou 1 litro de água
- Uma pitada de sal (opcional)
- Um pouco de baunilha ou xarope de bordo para dar sabor (opcional)

Instruções:
1. Lave a aveia em água fria para remover o excesso de amido.
2. No liquidificador, adicione a aveia, a água e uma pitada de sal se desejar.
3. Misture em velocidade alta por cerca de 30 segundos, até obter uma mistura homogênea.
4. Coe a mistura com um saco de leite, pano de algodão ou peneira fina para retirar a polpa.

5. Guarde o leite de aveia em uma jarra de vidro na geladeira. Agite bem antes de servir.

Leite de amêndoa caseiro

Ingredientes:
- 1 xícara de amêndoas cruas ou 100 g
- 4 xícaras de água (para leite) ou 1 litro de água + água para demolhar
- Uma pitada de sal (opcional)
- Um pouco de baunilha ou mel a gosto (opcional)

Instruções:
1. Mergulhe as amêndoas em água por pelo menos 8 horas ou durante a noite. Isso facilita a mistura das amêndoas e melhora a textura do leite.
2. Enxague e escorra as amêndoas.
3. No liquidificador, adicione as amêndoas e a água.
4. Bata em velocidade alta por cerca de 1 a 2 minutos, até obter uma mistura cremosa.
5. Filtre a mistura com saco de leite ou peneira fina para separar o leite da polpa.
6. Adicione uma pitada de sal e um pouco de baunilha ou mel, se desejar. Mexa bem.
7. Guarde o leite de amêndoa em uma jarra hermética na geladeira.

Leite de soja caseiro

Ingredientes:
- 1 xícara de soja amarela (grãos)
- 4 xícaras de água para leite + água para demolhar
- Uma pitada de sal (opcional)

Instruções:
1. Mergulhe a soja em água por 8 a 12 horas ou durante a noite.
2. Enxague e escorra os grãos de soja.
3. No liquidificador, adicione a soja e 4 xícaras de água.
4. Bata em velocidade alta por cerca de 2 minutos, até ficar homogêneo.
5. Filtre a mistura com saco de leite ou peneira fina.
6. Em uma panela, leve o leite de soja filtrado para ferver, reduza o fogo e cozinhe por 5 a 10 minutos para cozinhar a soja (melhora o sabor e elimina agentes antinutricionais).
7. Adicione uma pitada de sal (opcional) e deixe esfriar antes de guardar em uma jarra na geladeira.

O leite de soja também é uma boa opção com baixo índice glicêmico e alto teor de proteínas.

Observação
- A polpa que sobra após a filtração (chamada Okara) pode ser utilizada em smoothies, muffins ou barras energéticas.

- Os leites caseiros não contêm conservantes, por isso é recomendado consumir dentro de 3 a 5 dias.

Aproveite seus leites vegetais caseiros!

Ao incorporar esses substitutos em sua dieta, você pode manter um índice glicêmico baixo e, ao mesmo tempo, atender às suas necessidades culinárias. Lembre-se de sempre verificar a rotulagem dos produtos para garantir que não contenham aditivos ou açúcares ocultos.

Aqui está uma lista de farinhas de baixo índice glicêmico que você pode considerar em suas preparações culinárias:

1. **Farinha espelta** - Um grão antigo, rico em fibras e nutrientes, muitas vezes mais bem tolerado que o trigo moderno.

2. **Farinha de amêndoa**
   - Extremamente rico em proteínas e gorduras saudáveis. É ideal para receitas sem glúten.

3. **Farinha de coco**
   - Rico em fibras e gorduras saudáveis, possui sabor levemente adocicado.

4. **Farinha de trigo sarraceno**
   - Sem glúten, rico em antioxidantes e minerais, com sabor forte.

5. **Farinha de lentilha**
   - Rico em proteínas e fibras, é ideal para preparações salgadas e confere boa textura.

6. Farinha de aveia (não instantânea)
- Rico em fibras solúveis, ajuda a controlar os níveis de açúcar no sangue.

7. Farinha de grão de bico
- Excelente fonte de proteínas e fibras, com leve sabor de nozes.

8. Farinha de quinoa
- Rico em proteínas e aminoácidos essenciais, possui sabor levemente a nozes.

9. Farinha de arroz integral
- Menos processada que a farinha branca, contém mais nutrientes e tem menor IG.

10. Farinha de milho
- Rico em minerais e com índice glicêmico relativamente baixo.

Notas :
- Ao utilizar estas farinhas, muitas vezes é necessário ajustar as proporções dos líquidos nas receitas devido às suas diferentes texturas e propriedades.
- A mistura de diferentes farinhas também pode melhorar o sabor e a textura das preparações culinárias, mantendo um baixo IG.

Não hesite em experimentar estas farinhas nas suas
receitas para criar pratos deliciosos e saudáveis!
Sopa de abóbora, lentilha coral, limão

Frutas secas podem ser incluídas em uma dieta de baixo índice glicêmico, mas com certos cuidados. Aqui estão alguns pontos a serem considerados:

Benefícios das frutas secas

1. Riqueza de nutrientes: As frutas secas são ricas em vitaminas, minerais, fibras e antioxidantes. Eles podem fornecer benefícios nutricionais significativos.
2. Fibra: A maioria das frutas secas contém uma boa quantidade de fibras, o que contribui para a saciedade e ajuda a estabilizar os níveis de açúcar no sangue.

Considerações sobre o índice glicêmico
1. Concentração de açúcares: As frutas secas apresentam índice glicêmico mais elevado do que as frescas devido à concentração de açúcares. Isso significa que eles podem fazer com que o açúcar no sangue aumente mais rapidamente.
2. Porções: É importante controlar as porções. Devido ao seu alto teor calórico em açúcares naturais facilitam o consumo de grandes quantidades sem perceber.
3. Suplementos: Evite frutas secas que contenham adição de açúcares, conservantes ou outros aditivos. Opte por frutas secas puras e sem açúcar.

Frutas secas para favorecer

Aqui estão algumas frutas secas que tendem a ter um
índice glicêmico mais baixo e podem ser consumidas
com moderação:
- Amêndoas: Muito pobre em carboidratos e rica em
gorduras saudáveis e fibras.
- Avelãs: Semelhantes às amêndoas, também têm baixo
teor de carboidratos.
- Nozes: Também uma ótima opção, rica em ácidos
graxos ômega-3.
- Cranberries (sem açúcar): Podem ser nutritivos, mas
opte por sem adição de açúcar.

Frutas secas para consumir com moderação

- Passas: Possuem índice glicêmico mais elevado e
devem ser consumidas com cautela.
- Tâmaras: São muito doces e possuem alto índice
glicêmico, por isso recomenda-se consumo moderado.

Dicas para integração

- Misturas: Adicione frutas secas às misturas de nozes
para equilibrar seu efeito sobre o açúcar no sangue com
gorduras e proteínas saudáveis.
- Acompanhamento: Coma-os com proteínas ou gorduras
saudáveis (como queijo ou iogurte natural) para retardar
a absorção de carboidratos.

-Lanches: Limite o consumo como lanche, tomando cuidado para não ultrapassar um pequeno punhado por dia.

Conclusão

As frutas secas podem ser incluídas em uma dieta de baixo índice glicêmico, mas é importante ficar atento às porções e escolher opções sem adição de açúcar. Ao combiná-los com outros alimentos ricos em fibras e proteínas, você poderá desfrutar de seus benefícios nutricionais e, ao mesmo tempo, controlar o impacto no açúcar no sangue.

Aqui está uma receita saborosa e reconfortante de
velouté de abóbora butternut, lentilha de coral, com um
toque de limão, perfeitamente adequado para um baixo
índice glicêmico (baixo IG).

Sopa de abóbora Butternut e Lentilha Coral com Limão

Ingredientes:
- Para o velouté:
  - 1 abóbora (cerca de 800 g), descascada e cortada em
cubos
  - 150 g de lentilhas coral, enxaguadas
  - 1 cebola picada
  - 2 dentes de alho picados (opcional)
  - 1 colher de sopa de azeite
  - 1 litro de caldo de legumes (sem adição de açúcar)
  - Suco de 1 limão
  - Raspas de 1 limão (opcional)
  - Sal e pimenta a gosto
  - 1 colher de chá de cominho em pó (opcional)

Instruções:

1. Preparação dos ingredientes:
  - Descasque e corte a abóbora em cubos.
  - Lave as lentilhas coral em água fria.

2. Doure as cebolas:
  - Em uma panela grande ou panela, aqueça o azeite em fogo médio.
  - Adicione a cebola picada e o alho (se for usar) e frite por cerca de 5 minutos até ficar translúcido.

3. Cozinhar a abóbora e as lentilhas:
  - Adicione a manteiga cortada em cubos à frigideira e deixe dourar por 5 minutos.
  - Adicione as lentilhas coral, o caminho (se for usar) e depois despeje o caldo de legumes.
  - Deixe ferver, reduza o fogo e cozinhe por cerca de 20 minutos ou até que a abóbora e as lentilhas estejam macias.

4. Mistura:
  - Assim que terminar o cozimento, retire a panela do fogo. Use uma varinha mágica ou liquidificador para misturar tudo até ficar homogêneo. Ajuste a consistência adicionando um pouco mais de caldo ou água, se necessário.

5. Tempero:

   - Adicione o suco e as raspas de limão (se for usar) ao velouté. Misture bem e experimente para ajustar o sal e a pimenta de acordo com sua preferência.

6. Serviço:

   - Sirva quente, eventualmente guarnecido com um pouco de azeite e algumas ervas frescas (como salsa ou coentros), se desejar.

 Pontas:
- Acompanhamento: Este velouté pode ser acompanhado de pão integral ou panquecas de cereais para uma refeição completa.
- Armazenamento: O velouté conserva-se bem na geladeira por 3 a 4 dias, podendo também ser congelado.

Aproveite este velouté cremoso e delicioso, perfeito para noites frescas!

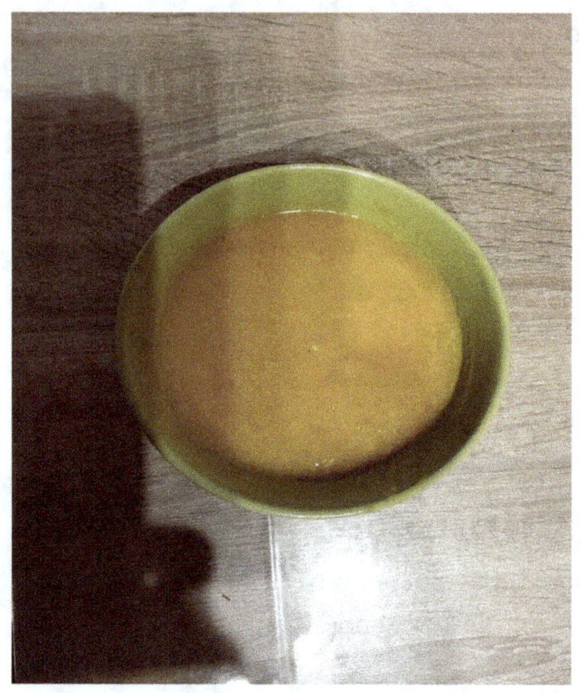

sopa de abóbora butternut, lentilha coral e limão

Panquecas De Cereais E Sementes

 Ingredientes:
- 200 g de mistura de cereais e sementes (sementes de abóbora, sementes de girassol, etc.)
- 100g de aveia
- 2 ovos
- 1 colher de sopa de farinha de aveia (ou farinha de trigo sarraceno, se preferir)
- 1/2 colher de chá de bicarbonato de sódio
- 1/2 colher de chá de sal
- 1/2 colher de chá de páprica (ou outros temperos de sua preferência)
- 100 ml de água (ajustar conforme a consistência)
- 1 colher de sopa de azeite (para cozinhar)

 Instruções:

1. Preparação da mistura:
   - Em uma tigela grande, misture a mistura de grãos e sementes, a aveia, o bicarbonato, o sal e os temperos.

2. Adicionando os ovos:

- Adicione os ovos à mistura seca e misture bem até obter uma consistência homogênea.

3. Incorporação de água:

- Adicione aos poucos a água para combinar todos os ingredientes. A massa deve ficar bem grossa, mas você pode ajustar a quantidade de água se necessário.

4. Descansando a massa:

- Deixe a massa descansar por cerca de 10-15 minutos. Isso permite que a aveia absorva a umidade e engrosse um pouco.

5. Cozinhar:

- Numa panela, aqueça o azeite em fogo médio.
- Pegue uma colher de massa e coloque na assadeira, achatando levemente para formar um hambúrguer. Cozinhe por cerca de 3-4 minutos de cada lado, até dourar e ficar crocante.

6. Resfriamento:

- Retire os hambúrgueres da panela e coloque-os sobre papel absorvente para retirar o excesso de óleo.

7. Sirva:

 - Sirva quente ou em temperatura ambiente,
acompanhado de molho de iogurte, homus ou molho de
sua preferência.

 Variações:
- Adições de vegetais: Você pode adicionar vegetais
ralados como cenoura ou abobrinha à mistura para dar
um impulso extra de sabor e nutrição.
- Ervas aromáticas: Incorpore ervas frescas ou secas
(como estragão, salsa ou cebolinha) para dar sabor.
- Temperos adicionais: Fique à vontade para ajustar os
temperos de acordo com suas preferências (cominho,
cúrcuma, etc.).

Esses hambúrgueres não são apenas deliciosos, mas
também fornecem uma boa quantidade de proteínas e
fibras, perfeitos para uma dieta saudável com baixo
índice glicêmico.

 Aproveite sua comida!

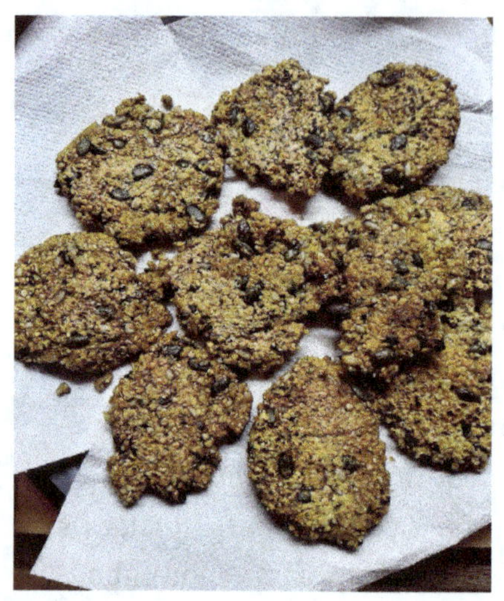

Panquecas de cereais mistos

As panquecas de cereais e sementes podem ser
armazenadas de diferentes maneiras para manter o seu
frescor. Aqui estão algumas dicas sobre

conservação, duração e métodos apropriados:

Armazenamento de Bolos

1. À temperatura ambiente:
   - Se você planeja consumi-los dentro de 1 a 2 dias,
pode armazená-los em temperatura ambiente.
   - Coloque-os num recipiente hermético ou cubra-os
com um pano limpo para evitar que ressequem.

2. Na geladeira:
   - Se quiser conservá-los por mais tempo, pode
colocá-los na geladeira.
   - Coloque-os em um recipiente hermético ou
embrulhe-os individualmente em filme plástico. Eles
permanecerão assim por até 5 a 7 dias.

3. No freezer:
   - Para armazenamento a longo prazo, as panquecas
podem ser congeladas.

- Certifique-se de que estejam completamente resfriados antes de colocá-los em um recipiente hermético ou saco para freezer.
- Você também pode separá-los com uma folha de papel manteiga para evitar que grudem.
- Podem ser armazenados no freezer por 2 a 3 meses.

Reaquecimento

- No forno: Para hambúrgueres refrigerados ou congelados, pré-aqueça o forno a 180°C (350°F), embrulhe-os em papel alumínio para aquecê-los sem ressecá-los. Aqueça por cerca de 10-15 minutos (mais se estiver congelado).
- Na frigideira: Você também pode reaquecer as panquecas em fogo baixo em uma frigideira com um pouco de óleo para manter a crocância.
- No micro-ondas: Se estiver com pressa, pode aquecê-los no micro-ondas por 30 a 60 segundos, mas isso pode deixá-los um pouco menos crocantes.

Seguindo estas dicas de armazenamento, você poderá saborear suas panquecas de cereais e sementes por vários dias ou até semanas. Aproveite sua comida!
Aqui está uma receita de panqueca de aveia, ideal para uma refeição nutritiva e com baixo índice glicêmico.
Okara é o resíduo da fabricação do leite de aveia e é rico em fibras e proteínas.

Panquecas De Cereais De Aveia Okara

Ingredientes (para aproximadamente 6-8 hambúrgueres):

- 200 g de okara d'avoine
- 50g de aveia
- 1 cenoura pequena ralada
- 1 abobrinha pequena ralada
- 1 cebola picada (ou chalota)
- 1 a 2 colheres de sopa de farinha integral (ou farinha de aveia) para dar liga (ajustar conforme a consistência)
- 1 ovo (ou substituto de ovo para versão vegana)
- 1 colher de chá de cominho em pó (ou a gosto)
- Sal e pimenta a gosto
- 1 colher de sopa de azeite
- Coentro ou salsa fresca picada (opcional)
- Regue se necessário para ajustar a consistência
Preparação:

1. Preparação de vegetais:
   - Rale a cenoura e a abobrinha. Adicione-os a uma saladeira.
   - Adicione a cebola picada à saladeira com os legumes ralados.

2. Misturando os ingredientes:
   - Na mesma saladeira, adicione a aveia, os flocos de aveia e o ovo. Misture bem até obter uma consistência homogênea.
   - Adicione cominho, sal e pimenta, bem como coentro ou salsa, se for usar.
   - Adicione a farinha aos poucos até obter uma massa que grude, mas fique um pouco úmida. Se a mistura estiver muito seca, você pode adicionar um pouco de água.

3. Formação de bolos:
   - Pegue uma porção do preparo e forme hambúrgueres do tamanho de sua preferência (aproximadamente 5-7 cm de diâmetro) com as mãos.

4. Cozinhando as panquecas:
   - Aqueça o azeite numa frigideira em fogo médio.
   - Cozinhe os hambúrgueres por cerca de 3-4 minutos de cada lado ou até dourar e ficar crocante. Pode ser necessário trabalhar em porções dependendo do tamanho da panela.

5. Serviço:
  - Sirva quente. Esses hambúrgueres podem ser
acompanhados de um molho light de iogurte, uma salada
verde ou servir de base para hambúrgueres vegetarianos.

 Sugestões:
- Você também pode adicionar outros vegetais como
espinafre ou pimentão, ou temperos como páprica para
dar mais sabor.
- Para variar os prazeres, experimente substituir o okara
de aveia por okara de soja ou outros ingredientes ricos
em fibras.

Essas panquecas de aveia são deliciosas, cheias de
nutrientes e perfeitas para uma refeição de baixo índice

glicêmico. Aproveite sua comida!

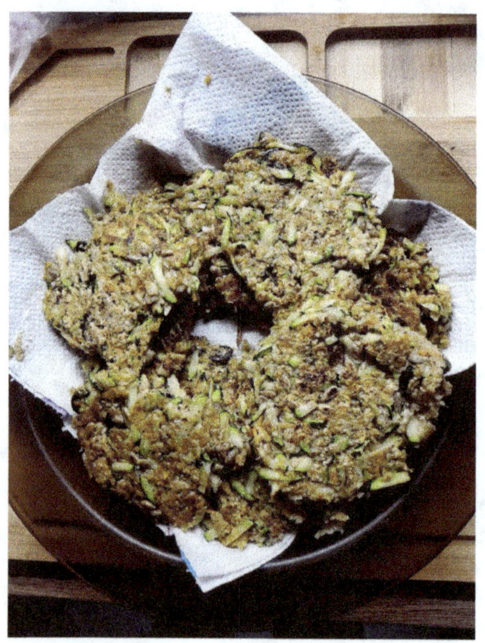

Panquecas de aveia, cereais, abobrinha, cenoura, sementes de girassol, sementes de abóbora, cominhos, coentros e salsa.

Aqui está uma deliciosa receita de curry de lentilha e cenoura, com opção de adição de batata-doce, mantendo uma dieta de baixo índice glicêmico.

Caril de Lentilha e Cenoura

Ingredientes (para 4 pessoas):

- 200 g de lentilhas verdes ou marrons (cruas)
- 2 cenouras cortadas em rodelas
- 1 batata doce (opcional) cortada em cubos
- 1 cebola picada
- 2 dentes de alho picados
- 1 pedaço de gengibre fresco (cerca de 2 cm), ralado
- 400 g de tomate esmagado (enlatado ou fresco)
- 400 ml de leite de coco (ou leite de amêndoa sem açúcar para uma versão mais leve)
- 2 colheres de sopa de azeite ou óleo de coco
- 1 colher de sopa de caril em pó (ou a gosto)
- 1 colher de chá de cominho em pó
- 1 colher de chá de açafrão em pó
- Sal e pimenta a gosto
- Coentros frescos para decorar (opcional)

Preparação:

1. Cozinhar lentilhas:
  - Lave as lentilhas em água fria e escorra-as.

2. Preparação do caril:
  - Em uma panela grande ou frigideira, aqueça o azeite ou o óleo de coco em fogo médio.
  - Adicione a cebola picada e frite por cerca de 5 minutos até ficar translúcida.
  - Incorpore o alho e o gengibre e refogue por 1 a 2 minutos até liberarem os aromas.

3. Adicione vegetais:
  - Adicione a cenoura e a batata doce (se for usar) na panela. Cozinhe por cerca de 5 minutos, mexendo.

4. Incorporação de lentilhas e especiarias:
  - Adicione as lentilhas, o curry em pó, o cominho, a cúrcuma, o sal e a pimenta. Misture bem para cobrir os legumes e as lentilhas com temperos.

5. Incorporação de tomate e leite de coco:
  - Despeje o tomate amassado e o leite de coco na panela. Adicione também um copo de água (cerca de 200 ml) para diluir a mistura.

- Deixe ferver, reduza o fogo e cozinhe tampado por cerca de 25-30 minutos ou até que as lentilhas e os vegetais estejam macios. Mexa ocasionalmente e adicione um pouco de água se a mistura ficar muito espessa.

6. Verificando o tempero:
   - Prove o curry e adicione sal, pimenta ou temperos a gosto.

7. Serviço:
   - Sirva o curry quente, guarnecido com coentros frescos se desejar. Você pode acompanhar este prato com quinoa, arroz integral ou pão pita de baixo IG.

 Sugestões:
- Você também pode adicionar outros vegetais como espinafre, ervilha ou couve-flor para variar as texturas e sabores.
- Este caril reaquece muito bem e pode ser preparado com antecedência, ideal para refeições durante a semana.

Aproveite este delicioso curry de lentilha e cenoura, que além de saboroso é nutritivo e adequado para uma dieta de baixo índice glicêmico!

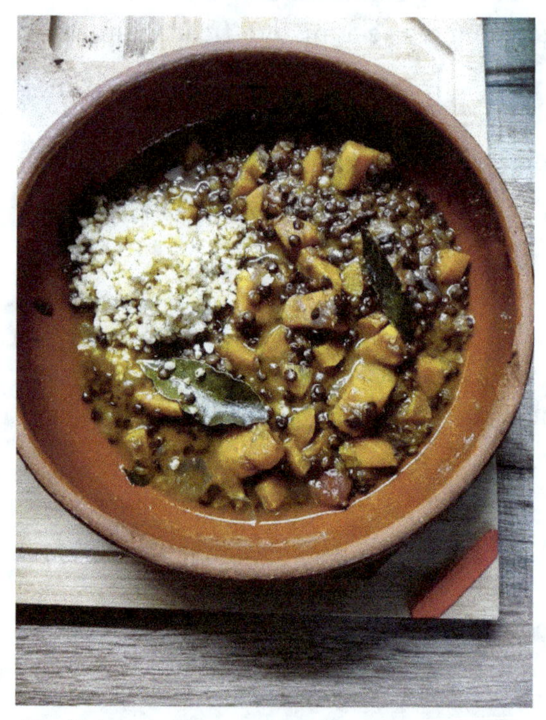

Caril de lentilha com cenoura e batata doce com bulgur

Aqui está uma deliciosa receita de berinjela gratinada que você pode preparar com berinjela, tomate amassado e queijo. Este gratinado é simples e saboroso, perfeito para o seu baixo IG.

Berinjela Gratinada

Ingredientes:

- 1 berinjela média
- 400 g de molho de tomate esmagado (cerca de uma lata)
- 100 ml de leite de aveia (ajustar na consistência desejada)
- 100 g de queijo ralado (Gruyère, Comté ou mussarela, dependendo da sua preferência)
- 2 colheres de sopa de azeite
- 2 dentes de alho picados (opcional)
- 1 colher de chá de ervas da Provença (ou manjericão, orégano)
- Sal e pimenta a gosto

Instruções:

1. Preparação da berinjela:
   - Pré-aqueça o forno a 200°C (390°F).

- Corte a berinjela em rodelas finas (cerca de 0,5 cm de espessura).

- Disponha as fatias sobre papel absorvente, polvilhe levemente com sal e deixe descansar por cerca de 15 minutos para retirar o excesso de água. Enxágue e seque com um pano.

2. Cozinhar a berinjela:

- Numa panela, aqueça o azeite em fogo médio. Adicione as rodelas de berinjela e doure-as levemente dos dois lados (cerca de 3-4 minutos de cada lado). Reserva.

3. Preparação do molho:

- Na mesma panela, doure o alho picado (se for usar) por cerca de 1 minuto até dourar.

- Adicione o molho de tomate esmagado, o leite de aveia, as ervas da Provença, o sal e a pimenta. Misture e cozinhe por 5 minutos.

4. Montagem do gratinado:

- Em uma travessa para gratinar, espalhe uma camada de molho no fundo. Disponha uma camada de rodelas de berinjela e adicione outra camada de molho. Repita até acabarem os ingredientes, finalizando com uma camada de molho.

- Polvilhe o queijo ralado por cima.

5. Cozinhar:

- Asse o gratinado no forno pré-aquecido por 25-30 minutos, até o queijo dourar e borbulhar.

6. Sirva:

- Deixe esfriar um pouco antes de servir. Acompanhe o seu gratinado de berinjela para uma refeição completa.

Suplementos para uma refeição completa

Para completar esta refeição, você pode considerar as seguintes opções:

- Salada Verde: Uma salada simples de folhas verdes com tomate cereja, pepino e um vinagrete light.
- Cereais: Sirva com um pouco de quinoa ou arroz para adicionar carboidratos complexos e proteínas.
- Proteína: Adicione uma fonte de proteína como lentilhas, grão de bico ou tofu grelhado para uma refeição vegetariana completa.
- Legumes grelhados: Legumes sazonais grelhados (como pimentão, abobrinha ou brócolis) também podem ser um ótimo complemento.

Este gratinado de berinjela, acompanhado de baixo IG e salada, criará uma refeição saudável, balanceada e deliciosa. Aproveite sua comida!

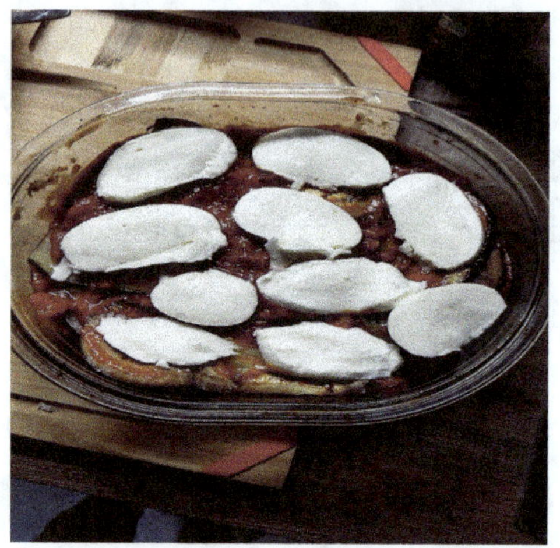

antes de cozinhar berinjela gratinada com mussarela

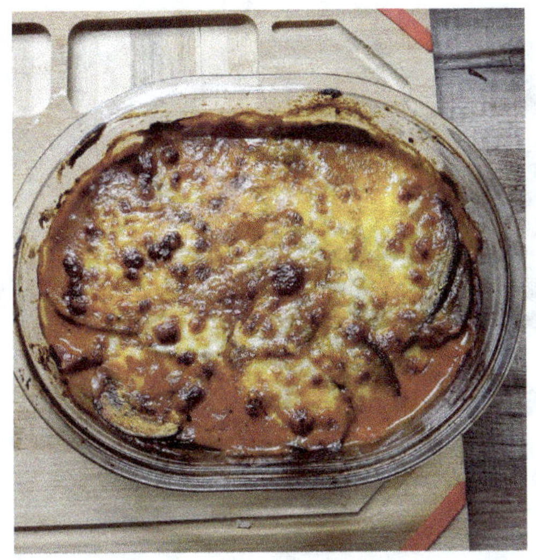

depois de cozinhar berinjela gratinada com
mussarela

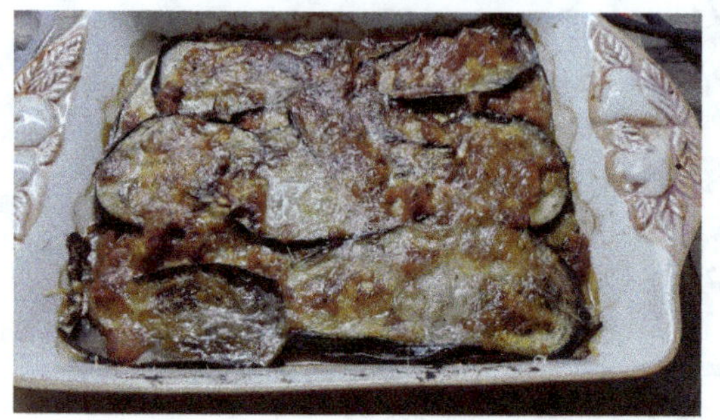

berinjela gratinada com Comté

Aqui está uma receita de endívias gratinadas com fatias de peito de frango, semelhante ao presunto branco, mas com baixo índice glicêmico.

Endívia com Presunto de Frango Gratinado

Ingredientes (para 4 pessoas):

- 4 endívias
- 200 g de peito de frango fatiado (estilo presunto)
- 150 ml de crème fraîche light (ou crème de soja ou outro creme vegetal para a versão sem lactose)
- 100 g de queijo ralado com baixo teor de gordura (como mussarela ou queijo de cabra)
- 1 colher de sopa de azeite
- 1 dente de alho picado
- 1 colher de chá de mostarda (opcional)
- Sal e pimenta a gosto
- Noz-moscada (opcional)
- Salsa fresca para decorar (opcional)

Preparação:

1. Preparação de endívias:
- Pré-aqueça o forno a 200°C (390°F).
- Corte as endívias ao meio no sentido do comprimento e retire o caroço amargo.
- Você também pode escalá-los em água fervente com sal por 5 minutos e depois escorrer, para reduzir o amargor, se desejar.

2. Preparação do molho:
- Numa tigela, misture o crème fraîche com um dente de alho picado, sal, pimenta e possivelmente um pouco de noz-moscada.

3. Montagem do prato:
- Num prato para gratinar, coloque as endívias planas.
- Corte as fatias de peito de frango em pedaços ou dobre-as e coloque-as sobre as endívias.
- Despeje o creme sobre as endívias e o frango, cuidando para cobri-los bem.
- Polvilhe o queijo ralado por cima.

4. Assar:
- Asse o prato por cerca de 20 a 25 minutos, até que o topo esteja bem dourado e o molho borbulhe.

5. Serviço:

- Sirva quente, guarnecido com salsa fresca se desejar.
Este prato acompanha bem uma salada verde ou legumes
cozidos no vapor como acompanhamento.

Sugestões:
- Para ainda mais sabores, você pode adicionar
especiarias como tomilho ou páprica ao creme.
- Adicione nozes ou sementes por cima antes de servir
para dar um pouco de crocância.

Essa escarola gratinada com peito de frango é uma opção
saborosa e prática para uma refeição de baixo índice

glicêmico. Aproveite sua comida!

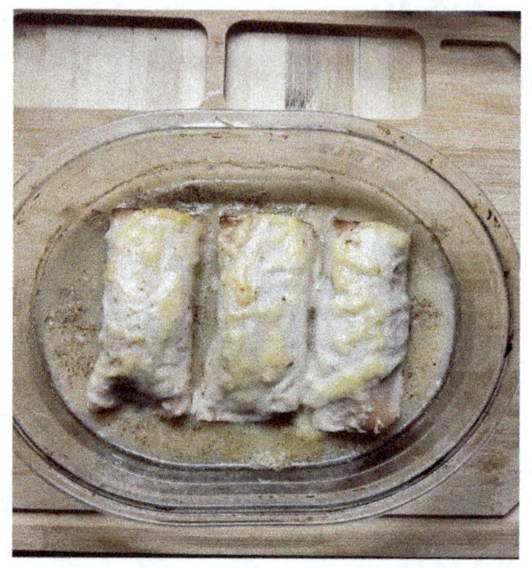

endívias com peito de frango e creme de aveia, gratinadas com Comté

Aqui está uma receita de pão de caçarola integral com baixo índice glicêmico. Este pão é simples de fazer e muito saboroso.

Caçarola de pão integral

Ingredientes
- 500 g de farinha integral (tipo 110 ou 130)
- 350 ml de água morna
- 1 saqueta de fermento de padeiro (7)
- 1 colher de chá de sal
- 1 colher de sopa de mel (opcional, pode substituir por adoçante)
- 2 colheres de sopa de azeite (opcional)
- 1 colher de sopa de sementes de linhaça ou chia (opcional, mas boa para ômega-3 e fibras)

Instruções

1. Preparação da massa:
   - Em uma tigela grande, misture a farinha integral e o sal.
   - Em outro recipiente, adicione o fermento à água morna e deixe descansar por 5 a 10 minutos até formar espuma.

- Adicione o mel e o azeite à água com o fermento e misture bem.

- Incorpore esta mistura na mistura de farinha e amasse até obter uma massa homogênea. Se usar sementes, adicione-as neste momento.

2. Amassar:

- Sove a massa por cerca de 5 a 10 minutos sobre uma superfície enfarinhada. Você também pode usar um mixer.

3. Primeiro levantamento:

- Forme uma bola e coloque-a em uma tigela levemente untada com óleo. Cubra com um pano de prato limpo e deixe levedar em local aquecido por cerca de 1 hora ou até a massa dobrar de tamanho.

4. Pré-aquecer a caçarola:

- Enquanto a massa crescer, pré-aqueça o forno a 220°C (termostato 7). Coloque a caçarola (com tampa) dentro para aquecê-la.

5. Moldar o pão:

- Quando a massa crescer, esvazie-a amassando levemente e depois molde-a em forma de bola ou alongada, dependendo da sua preferência.

6. Segundo levantamento (opcional):
   - Você pode deixar crescer novamente por cerca de 30 minutos para obter um miolo mais leve.

7. Cozinhar:
   - Retire a caçarola quente do forno. Coloque delicadamente a massa ali. Você pode fazer algumas incisões na parte superior para dar uma aparência estética e ajudar na expansão.
   - Cubra com a tampa e leve ao forno. Cozinhe por 30 minutos.
   - Em seguida, retire a tampa e continue cozinhando por 15 a 20 minutos para dourar o pão.

8. Resfriamento:
   - Depois de cozido, retire o pão da caçarola e deixe esfriar sobre uma gradinha antes de fatiar.

 Aproveite sua comida!
Este pão integral assado em uma caçarola não é apenas delicioso, mas também tem um índice glicêmico mais baixo que o pão branco. Conserva-se bem e é perfeito para acompanhar as suas refeições ou para fazer sanduíches!

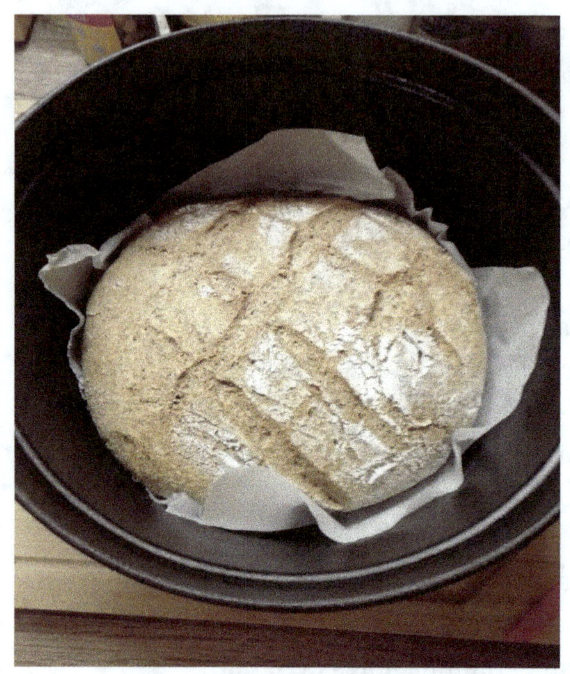

Caçarola de pão integral

Aqui está uma receita de pão einkorn cozido guisado ou em caçarola, que tem baixo índice glicêmico. Einkorn é um cereal antigo, mais rico em nutrientes e muitas vezes mais bem tolerado do que o trigo moderno.

Pão de espelta pequeno cozido em guisado ou caçarola

Ingredientes
- 500 g de farinha de espelta
- 350 ml de água morna
- 1 saqueta de fermento de padeiro (aproximadamente 7 g)
- 1 colher de chá de sal
- 1 colher de sopa de mel ou xarope de agave (opcional)
- 1 colher de sopa de azeite (opcional)
- 1 colher de sopa de sementes de linhaça ou chia (opcional, para fibra)

Instruções

1. Preparação da massa:
   - Em uma tigela grande, misture a farinha einkorn e o sal.
   - Num recipiente, misture o fermento com a água morna e deixe descansar por 5 a 10 minutos, até formar espuma.
   - Adicione mel e azeite (se for usar) a esta mistura.

2. Misturando os ingredientes:
   - Incorpore a mistura líquida na mistura de farinha. Adicione sementes de linhaça ou chia se for usá-las.
   - Sove a massa até obter uma consistência homogênea. Isso pode levar cerca de 5 a 10 minutos manualmente ou 3 a 5 minutos com uma batedeira.

3. Primeiro levantamento:
   - Forme uma bola com a massa e coloque-a em uma tigela levemente untada com óleo. Cubra com um pano limpo e deixe crescer em local aquecido por cerca de 1 a 1 1/2 horas ou até a massa dobrar de tamanho.

4. Pré-aquecer a caçarola:
   - Durante a fermentação, pré-aqueça o forno a 220°C (termostato 7). Coloque a caçarola (com tampa) dentro para aquecer por cerca de 30 minutos.

5. Moldar o pão:
   - Assim que a massa crescer, esvazie-a ligeiramente e
molde-a em forma de bola ou formato alongado.

6. Segundo levantamento (opcional):
   - Deixe a massa descansar por 20-30 minutos, coberta,
para melhor textura.

7. Cozinhar:
   - Retire a caçarola quente do forno. Coloque
delicadamente a massa ali.
   - Cubra com a tampa e leve ao forno por 30 minutos.
   - Após 30 minutos, retire a tampa e continue
cozinhando por 15 a 20 minutos para dourar o pão.

8. Resfriamento:
   - Depois de cozido o pão, retire-o da caçarola e deixe
esfriar sobre uma gradinha antes de fatiar.

 Aproveite sua comida!
Este pão einkorn assado em caçarola tem baixo índice
glicêmico e é saboroso e nutritivo. Conserva-se bem e é
ideal para acompanhar as suas refeições ou para preparar
sanduíches. Aproveitar!

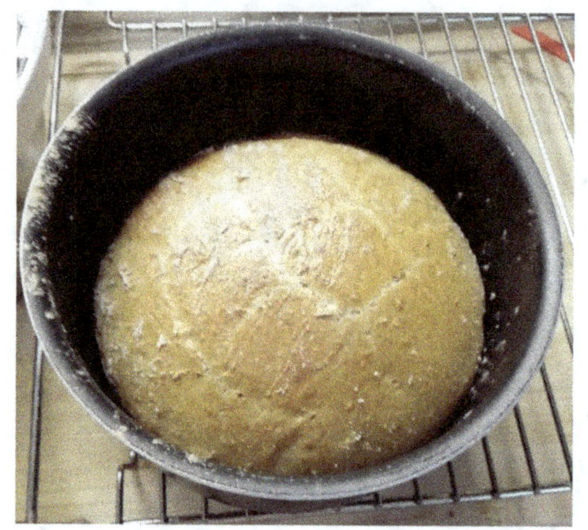

pão espelta cozido ou em caçarola

Aqui estão algumas receitas de sobremesas e lanches.

Muffins

Ingredientes:
-Seg:
- 100 g de farinha de aveia
- 100 g de farinha de espelta
- 1 colher de chá de fermento em pó
- colher de chá de bicarbonato de sódio
- 12 colheres de chá de canela (opcional)
- Uma pitada de sal

- Úmido:
- 2 bananas maduras, descascadas
- 100 g de purê de maçã sem adição de açúcar
- 2 ovos
- 100 ml de leite de coco (ajustar conforme a consistência) ou leite de aveia, leite vegetal...

Instruções
1. Pré-aqueça o forno:
- Pré-aqueça o forno a 180°C (termostato 6) e prepare uma forma de muffin colocando forminhas de papel ou untando levemente.

2. Misturando ingredientes secos:

   - Em uma tigela grande, misture a farinha de aveia, a farinha de espelta, o fermento, o bicarbonato, a canela (se for usar) e o sal. Misture bem.

3. Misturando ingredientes úmidos:

   - Em outra tigela, misture o purê de banana, a purê de maçã, os ovos e o leite de coco. Mexa até obter uma mistura homogênea.

4. Incorporação:

   - Adicione a mistura úmida aos ingredientes secos e misture delicadamente até que tudo esteja bem combinado. Não misture demais, alguns pedaços são aceitáveis.

5. Preenchendo os moldes:

   - Despeje a massa nas formas de muffin, enchendo-as até 2/3.

6. Cozinhar:

   - Asse por cerca de 20 a 25 minutos ou até que um palito inserido no centro saia limpo. Os muffins devem ficar levemente dourados.

7. Resfriamento:
   - Deixe os muffins esfriarem na forma por 5 minutos e
depois transfira-os para uma gradinha para esfriar
completamente.

 Sugestões:
- Variações: Você pode adicionar nozes, pedaços de
chocolate amargo ou frutas secas para obter ainda mais
sabores.
- Armazenamento: Esses muffins conservam-se bem em
recipiente hermético em temperatura ambiente por
alguns dias ou podem ser congelados.

Esses muffins de banana e compota são nutritivos e
deliciosos, perfeitos para um lanche ou café da manhã
com baixo IG. Aproveitar!

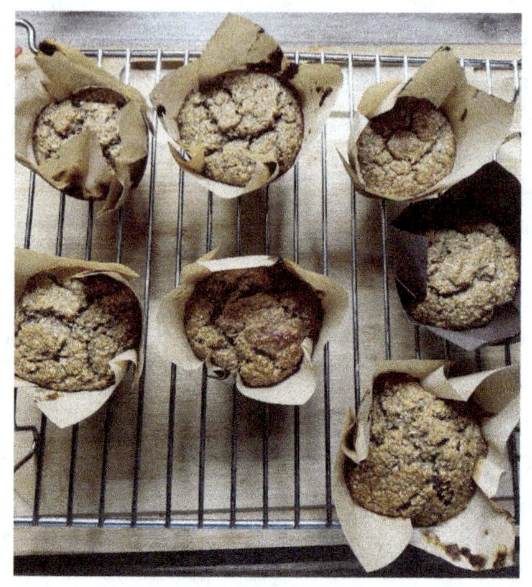

muffins de coco

Bolo Tigela individual

Ingredientes:
-1 purê de maçã sem açúcar ou 1 banana
-1 ovo
- 3 colheres de sopa de aveia
- 1 colher de sopa de xarope de agave (opcional)
- 1 colher de chá de fermento em pó

Instruções:
Em uma tigela pequena despeje a mistura de todos os
ingredientes.

Culinária :
Coloque a tigela no microondas e cozinhe por 3 minutos

Serviço:
Desenforme o bolo tigela e cubra a seu gosto

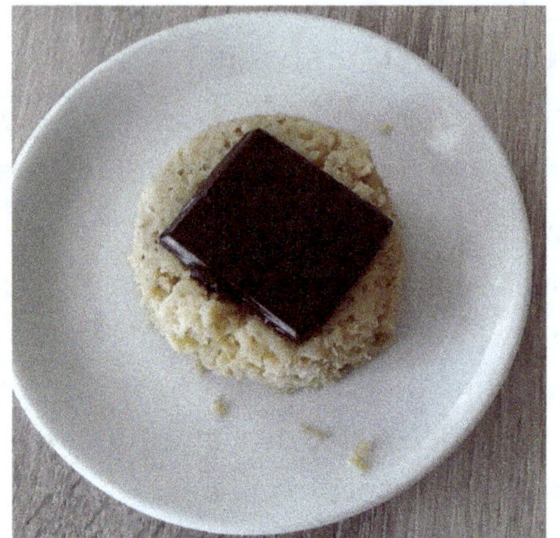

bolo tigela

Aqui está uma receita simples e deliciosa de smoothie feito com leite de coco, frutas vermelhas congeladas e canela. Esta mistura não é apenas saborosa, mas também nutritiva graças aos seus ingredientes ricos em antioxidantes.

Smoothie com Frutas Vermelhas e Leite de Coco

Ingredientes:
- 1 xícara de leite de coco (enlatado ou de caixinha)
- 1 xícara de frutas vermelhas congeladas (framboesas, mirtilos, morangos, etc.)
- 1/2 colher de chá de canela (ajuste de acordo com suas preferências)
- 1 colher de chá de mel ou xarope de agave (opcional, dependendo da doçura desejada)
- Um pouco de gelo (opcional, para uma consistência mais espessa)

Instruções:
1. Misture todos os ingredientes: No liquidificador, adicione o leite de coco, as frutas vermelhas congeladas, a canela e o mel ou o xarope de agave se for usar.
2. Misture: Misture em alta velocidade até ficar homogêneo. Se a mistura ficar muito grossa, adicione um pouco de água ou leite de coco para ajustá-la.

3. Prove e ajuste: Prove seu smoothie e ajuste a doçura
ou canela de acordo com sua preferência.
4. Servir: Despeje em um copo e saboreie
imediatamente. Você também pode enfeitar seu smoothie
com algumas frutas vermelhas frescas ou um pouco de
coco ralado para dar um toque decorativo.

Benefícios desta receita:
- Rico em nutrientes O leite de coco fornece gorduras
saudáveis, enquanto as frutas vermelhas são ricas em
vitaminas, minerais e antioxidantes.
- Antiinflamatório A canela tem propriedades anti
inflamatórias e pode ajudar a regular os níveis de açúcar
no sangue.
- Sem Lactose: Este smoothie é perfeito para pessoas que
são intolerantes à lactose ou que preferem uma dieta
baseada em vegetais.

Conclusão:
Este smoothie de frutas vermelhas e leite de coco é uma
ótima opção para o café da manhã ou um lanche
refrescante. Aproveite pelos seus benefícios e sabor

delicioso!

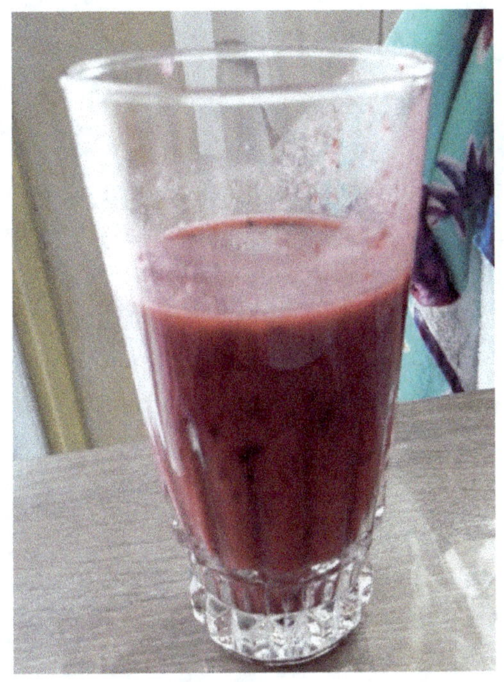

Smoothie de leite de coco, frutas vermelhas congeladas

Smoothie de frutas vermelhas e iogurte

Ingredientes:
- 1 xícara de iogurte natural (sem adição de açúcar)
- 1/2 xícara de framboesas (frescas ou congeladas)
- 1/2 xícara de mirtilos (frescos ou congelados)
- 1 colher de chá de canela
- 1 colher de chá de mel ou xarope de agave (opcional)
- Um pouco de água ou leite de amêndoa para dar consistência

Instruções:
1. Misture todos os ingredientes no liquidificador.
2. Misture até ficar cremoso.
3. Ajuste com água ou leite de amêndoa até atingir a consistência desejada.
4. Aproveite imediatamente.

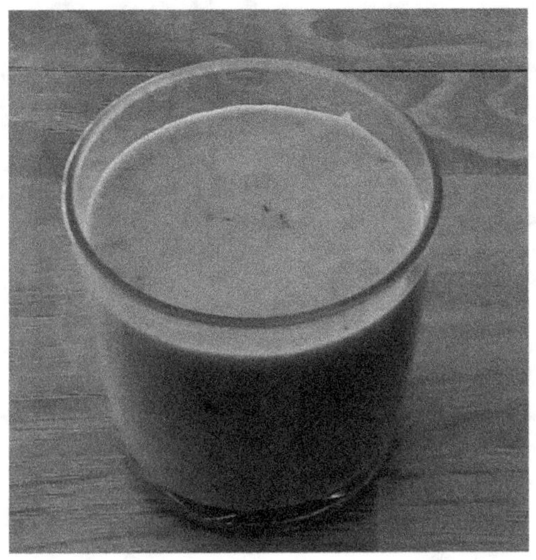

Smoothie de iogurte natural caseiro, frutas vermelhas

Smoothie cítrico de coco

Ingredientes:
- 1 xícara de leite de coco (ou leite de amêndoa sem açúcar)
- 1/2 laranja (descascada e sem sementes)
- 1/2 abóbora (opcional, pode substituir por mamão)
- 1 colher de sopa de coco ralado sem açúcar
- 1 colher de chá de sementes de linhaça moídas

Instruções:
1. Coloque todos os ingredientes no liquidificador.
2. Misture até ficar homogêneo e homogêneo.
3. Sirva gelado com alguns pedaços de fruta para decorar.

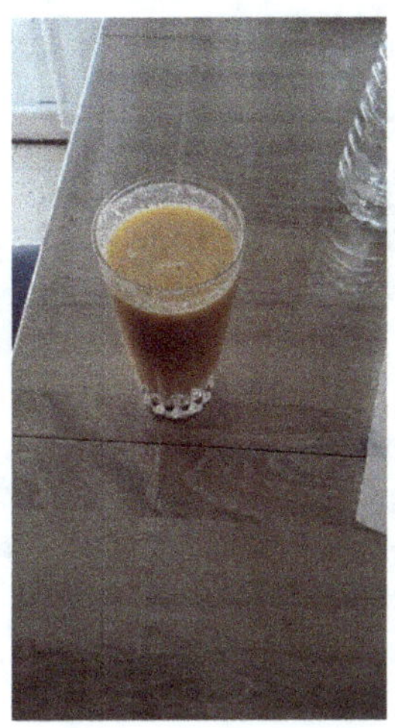

Smoothie de coco e frutas cítricas

Aqui está uma receita deliciosa de biscoitos de aveia, perfeita para quem segue uma dieta de baixo índice glicêmico. Okara, que é a polpa que sobra do leite de aveia, é rico em fibras e proteínas.

Biscoitos de aveia Okara

Ingredientes (para aproximadamente 12 biscoitos):

- 150 g de Okara d'avoine
- 50g de aveia (prefira flocos grossos para uma textura mais interessante)
- 50 g de farinha de amêndoa (ou qualquer outra farinha de baixo IG)
- 1 colher de chá de fermento em pó
- ½ colher de chá de canela em pó (opcional)
- 50 g de açúcar de coco ou estévia (ajuste a gosto)
- 1 ovo (ou substituto vegetal, como purê de maçã para uma versão sem ovo)
- 60 ml de óleo de coco ou purê de amêndoa
- 1 colher de chá de extrato de baunilha
- 50g de nozes ou pedaços de chocolate amargo com baixo teor de açúcar (opcional)
- Uma pitada de sal

Preparação:

Pré-aquecimento

Pré-aqueça o forno a 180°C (350°F) e forre uma assadeira com papel manteiga.

Misture os ingredientes secos:

Em uma tigela grande, misture a aveia Okara, a aveia em flocos, a farinha de amêndoa, o fermento, a canela (se for usar), o açúcar de coco e o sal.

Adicione os ingredientes molhados:

Em outra tigela, bata o ovo (ou incorpore a purê de maçã) e acrescente o óleo de coco (derretido) e o extrato de baunilha. Misture bem.

Combinador:

Adicione a mistura úmida à mistura seca e mexa até obter uma pasta lisa. Junte as nozes ou as gotas de chocolate, se for usá-las.

5.Forme os biscoitos:

Usando colheres de sopa ou uma pequena colher de
sorvete, coloque bolinhas de massa na assadeira,
espaçando-as um pouco, pois não vão se espalhar muito.

Culinária :

Asse por cerca de 12-15 minutos ou até que as bordas
dos biscoitos estejam levemente douradas. Deixe esfriar
por alguns minutos na assadeira antes de transferir para
uma gradinha para esfriar completamente.

Conservação:

Guarde os biscoitos em um recipiente hermético em
temperatura ambiente ou na geladeira.

Sugestões:

- Você pode substituir o óleo de coco por pasta de
amêndoa ou manteiga, dependendo da sua preferência.

- Experimente adicionar especiarias como noz-moscada
ou gengibre para variar os sabores.

Esses biscoitos de aveia Okara são saborosos, nutritivos
e têm baixo índice glicêmico, perfeitos para satisfazer
sua vontade de comer doces sem culpa. Aproveite sua

comida!

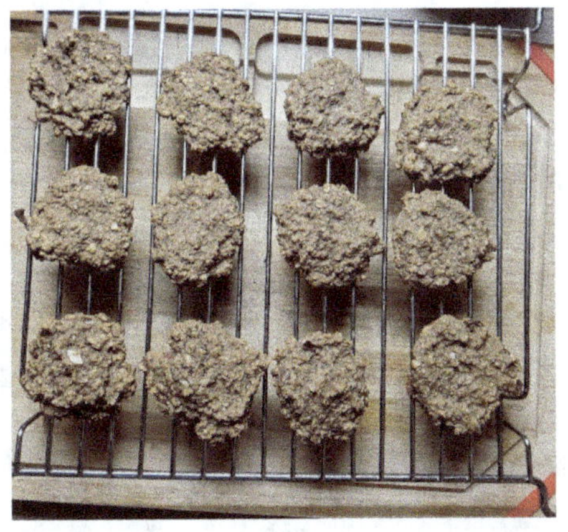

Biscoitos de aveia e amêndoas

Aqui está uma deliciosa receita de pudim de coco adaptada para um índice glicêmico baixo (baixo)!

Pudim de Coco IG Bas

Ingredientes:
- Para o pudim:
  - 400 ml de leite de coco (sem açúcar)
  - 200 ml de leite desnatado ou leite de amêndoa sem açúcar
  - 3 ovos
  - 3 colheres de sopa de xarope de agave ou adoçante (ajustar a gosto)
  - 1 colher de chá de extrato de baunilha
  - Uma pitada de sal
  - 50 g de coco ralado (opcional, para mais textura)

Instruções:
1. Pré-aquecer o forno:
  - Pré-aqueça o forno a 180°C (termostato 6).

2. Preparação dos ingredientes:
  - Numa tigela grande, bata os ovos com o xarope de agave ou adoçante, o extrato de baunilha e uma pitada de sal até a mistura ficar homogênea.

3. Incorporação de leites:

Desenformar:

- Para desenformar, passe uma faca nas bordas dos
ramequins e vire-os sobre um prato. Se necessário, você pode
colocar os ramequins em água quente por alguns segundos
para ajudar a desenformá-los.

Sugestões:
- Enfeite: Você pode servir pudim com algumas raspas de
coco torrado ou frutas frescas para adicionar um pouco de
doçura.

- Armazenamento: Os pudins conservam-se bem na geladeira
por cerca de 3 dias.

Desfrute deste pudim de coco leve e macio, perfeito para
satisfazer a sua vontade de comer doces, respeitando uma
dieta de baixo IG! - Adicione o leite de coco e o leite
desnatado (ou leite de amêndoa) à mistura de ovos.
Mexa delicadamente até que tudo esteja bem combinado.

4. Adicione o coco ralado:
   - Se quiser dar textura, acrescente o coco ralado.

5. Despeje em formas:
   - Despeje a mistura em ramequins individuais
refratários ou em uma forma grande de flan.

6. Banho-maria:

- Coloque os ramequins ou a forma em uma assadeira e encha com água quente (banho-maria). Isso ajuda o pudim a cozinhar uniformemente.

7. Cozinhar:

- Leve o pudim ao forno e cozinhe por aproximadamente 30 a 40 minutos ou até que o pudim esteja firme. Você pode verificar o cozimento inserindo uma faca no centro; deve sair limpo.

8. Resfriamento:

- Deixe esfriar em temperatura ambiente e leve à geladeira por pelo menos 2 horas antes de servir.

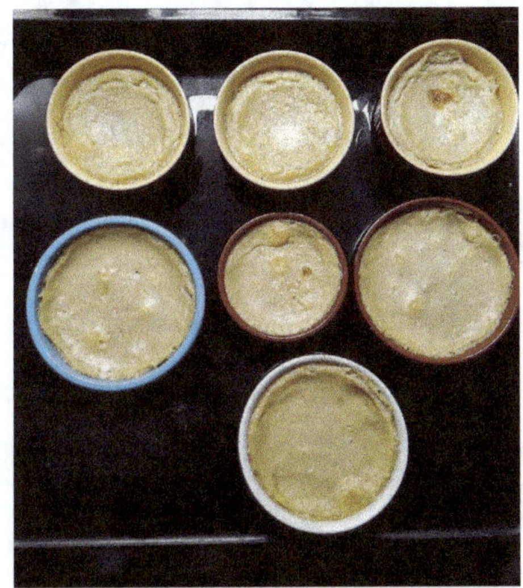

Pudim de coco

Aqui está uma receita de torta de maçã com baixo índice glicêmico, usando ingredientes saudáveis que permitirão que você desfrute desta sobremesa sem culpa.

Torta de maçã

Ingredientes

Para a massa
- 150 g de farinha integral (ou farinha de amêndoa para um IG ainda mais baixo)
- 50 g de flocos de aveia (ou farinha de aveia)
- 50 g de óleo de coco ou manteiga derretida
- 2 colheres de sopa de mel, xarope de agave ou adoçante com stévia (ajuste a gosto)
- 1 pitada de sal
- 1 a 2 colheres de sopa de água fria (se necessário)

Para o enfeite
- 4 a 5 maçãs (tipo Granny Smith ou outra variedade pouco doce)
- 1 colher de chá de canela
- 1 colher de sopa de suco de limão
- Adoçante a gosto (opcional, dependendo da doçura das maçãs)
- 1 colher de chá de extrato de baunilha (opcional)

Instruções

Preparando a massa
1. Misture os ingredientes secos: Em uma tigela grande, misture a farinha integral, a aveia e o sal.

2. Adicione os ingredientes molhados: Adicione o óleo de coco (ou manteiga), o mel (ou adoçante) e misture até ficar granulado.

3. Formação da massa: Adicione a água fria aos poucos até formar a massa. Você pode amassar levemente. Se a massa ficar muito pegajosa, acrescente um pouco mais de farinha.

4. Descanso: Forme uma bola, embrulhe em filme plástico e deixe descansar na geladeira por cerca de 30 minutos.

Preparando o recheio
1. Preparação das maçãs: Descasque e corte as maçãs em rodelas finas. Numa tigela, misture as maçãs com o suco de limão, a canela, o extrato de baunilha e o adoçante se necessário.

Montando a torta

1. Preparação da forma: Pré-aqueça o forno a 180°C
(termostato 6). Abra a massa sobre uma superfície
enfarinhada e coloque-a em uma forma de torta. Pique o
fundo com um garfo.

2. Adição do recheio: Disponha as fatias de maçã
uniformemente sobre a massa.

3. Asse: Asse a torta por cerca de 30 a 35 minutos ou até
que as maçãs estejam macias e a crosta dourada.

Refrigeração e serviço
1. Deixe esfriar: Retire a torta do forno e deixe esfriar
um pouco antes de cortar.

2. Degustação: Sirva a torta quente ou em temperatura
ambiente, eventualmente acompanhada de uma colher de
iogurte natural ou crème fraîche desnatado para um
delicioso complemento. Você também pode adicionar
purê de maçã sem açúcar à base da torta.

 Aproveite sua comida!
Esta torta de maçã com baixo índice glicêmico é uma
ótima alternativa para satisfazer sua vontade de comer
doces sem alterar muito os níveis de açúcar no sangue.
Aproveitar!

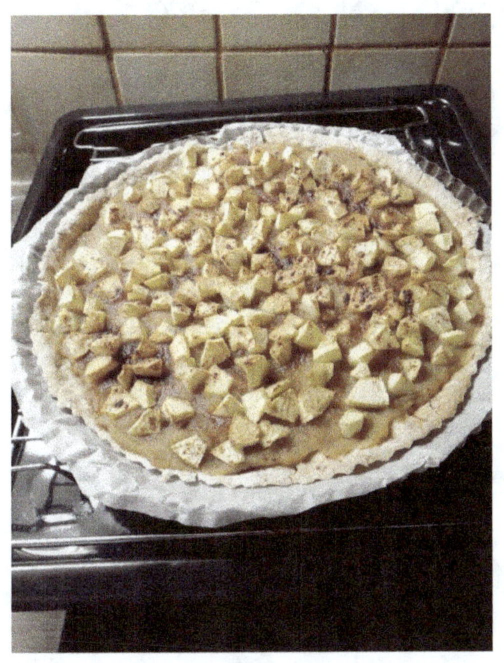

torta de maçã com purê de maçã

Idéia de refeição completa baixo IG com espinafre cremoso, brócolis, presunto e vegetais ricos em amido

Para uma refeição completa e balanceada com creme de espinafre, presunto e brócolis, é importante incluir alimentos ricos em amido. Aqui estão algumas sugestões:

Alimentos ricos em amido:
1. Batatas:
  - Você pode preparar purê de batata, cozida o assada. Combinam bem com creme de espinafre e presunto.

2. Arroz integral ou selvagem:
  - Arroz integral ou arroz selvagem é uma ótima opção de baixo índice glicêmico. Sirva como acompanhamento do prato principal.

3. Quinua:
  - A quinoa é rica em proteínas e é um ótimo acompanhamento. Prepara-se rapidamente e pode ser facilmente aromatizado com ervas.

4. Massa integral:
   - A massa integral pode ser adicionada com facilidade.
Você pode misturá-los com um pouco de azeite e alho
para dar um toque extra.

5. Bulgur ou cuscuz inteiro:
   - Essas opções são rápidas de preparar e acrescentam
uma excelente base ao seu prato.

Exemplo de uma refeição completa:

- Prato principal: Creme de espinafre congelado,
presunto e brócolis cozido no vapor.
- Amido: quinoa cozida no vapor ou purê de batata.
- Acompanhamento adicional: Fatias de abacate e
possivelmente uma pequena salada verde para dar
frescor.

 Preparação:
1. Cozinhe os alimentos ricos em amido escolhido
(quinoa, arroz, batata) de acordo com as instruções da
embalagem, cozinhe os brócolis no vapor.
2. Siga as instruções para creme de espinafre e presunto
3. Monte tudo em um prato e divirta-se!

Com esta abordagem, você terá uma refeição completa,
balanceada e satisfatória. Aproveite sua comida!

Aqui está um exemplo de cardápio para uma semana com refeições incluindo massas feitas com farinha de espelta, aveia ou trigo sarraceno, além de lanches saudáveis à tarde às 16h (algumas receitas em breve)

Segunda-feira

- Café da manhã: Mingau de aveia com frutas frescas e nozes.
- Almoço: Quiche de espinafre e queijo feta em crosta de torta de espelta.
- Jantar: Salmão grelhado com abobrinha assada e quinoa.
- Lanche (16h): Iogurte natural com sementes de chia e framboesas.

Terça-feira

- Café da manhã: Smoothie verde com espinafre, banana e leite de amêndoa.
- Almoço: Salada de lentilha, pimentão grelhado e vinagrete de limão.
- Jantar: Frango ao curry com arroz basmati.
- Lanche (16h00): Amêndoas grelhadas e alguns pedaços de chocolate preto.

Quarta-feira

- Café da manhã: Panquecas de farinha de espelta com purê de maçã.
- Almoço: Torta de legumes (alho-poró, cenoura e abobrinha) em crosta de torta de trigo sarraceno.
- Jantar: Almôndegas de carne com legumes assados.
- Lanche (16h): Fatias de maçã com manteiga de amêndoa.

QUINTA-FEIRA

- Café da manhã: Muesli caseiro com aveia, nozes e frutas secas.
- Almoço: Wrap de legumes grelhados e hummus em pão de espelta.
- Jantar: Peru assado com purê de batata doce e feijão verde.
- Lanche (16h): Cenouras e pepinos com molho de iogurte de menta.

Sexta-feira

- Café da manhã: Tigela de iogurte natural com granola feita de flocos de aveia.
- Almoço: Torta de alho-poró e queijo de cabra em massa de espelta.
- Jantar: Filé de peixe assado com brócolis cozido no vapor e arroz selvagem.

- Lanche (16h): Barras de cereais caseiras de aveia e nozes.

SÁBADO
- Café da manhã: Smoothie bowl com frutas vermelhas e sementes de linhaça.
- Almoço: Salada de quinoa, abacate, tomate cereja e vinagrete de limão.
- Jantar: Ratatouille com ovos escalfados.
- Lanche (16h): Muffins de aveia e banana.

Domingo
- Café da manhã: Torrada de espelta com abacate e ovo escalfado.
- Almoço: Torta de trigo sarraceno com cogumelos e espinafre.
- Jantar: sopa caseira de legumes com pão integral.
- Lanche (16h): Smoothie de banana e manteiga de amendoim.

Notas Adicionais:

- Hidratação: Lembre-se de beber bastante água ao longo do dia.
- Preparação: Você pode preparar com antecedência alguns lanches ou pratos, como muesli ou barras de cereais, para economizar tempo durante a semana.
- Adapte as porções: Ajuste as porções de acordo com suas necessidades energéticas e de sua família.

Esses menus balanceados incluem uma variedade de alimentos saudáveis, ao mesmo tempo que integram suas receitas de torta de baixo índice glicêmico. Aproveite sua comida!